Hermeland Gomongo Tevolo

Paludismo grave em crianças dos 6 aos 60 meses de idade

Hermeland Gomongo Tevolo

Paludismo grave em crianças dos 6 aos 60 meses de idade

Frequência de paludismo grave em crianças dos 6 aos 60 meses de idade no Hospital Provincial de Referência de Kinkanda/Matadi, RDC

ScienciaScripts

Cover image: www.ingimage.com

This book is a translation from the original published under ISBN 978-3-330-87114-4.

Publisher:
Sciencia Scripts
is a trademark of
Dodo Books Indian Ocean Ltd. and OmniScriptum S.R.L publishing group

120 High Road, East Finchley, London, N2 9ED, United Kingdom
Str. Armeneasca 28/1, office 1, Chisinau MD-2012, Republic of Moldova, Europe
Managing Directors: Ieva Konstantinova, Victoria Ursu
info@omniscriptum.com

Printed at: see last page
ISBN: 978-620-8-50843-2

FREQUÊNCIA DE MALÁRIA GRAVE EM CRIANÇAS COM IDADES ENTRE OS 6 E OS 60 MESES NO HOSPITAL PROVINCIAL DE REFERÊNCIA DE KINKANDA/MATADI

INTRODUÇÃO

1. Antecedentes e justificação do estudo

O paludismo é uma eritrotopatia hemolítica febril causada pela presença e desenvolvimento no corpo humano de um ou mais hematozoários do género Plasmodium, que são transmitidos pela picada infestante de um mosquito (Anopheles fêmea) da família Culicidae (Karembe, 2013).

Devido à sua frequência e gravidade, a malária continua a ser um dos problemas de saúde pública mais importantes nos países tropicais atualmente. De uma população mundial de cerca de 5,4 mil milhões de pessoas, 2,2 mil milhões estão expostas a infecções por malária em 90 países.

A OMS estima que todos os anos se registam 300 a 500 milhões de casos de paludismo no mundo, mais de 90% dos quais em África. A mortalidade devida à malária está estimada em cerca de 2 milhões por ano (1 morte em cada 30 segundos) e 90% (%) destas mortes ocorrem em crianças africanas (SANOGO, 2021).De acordo com o Relatório Mundial sobre a Malária 2019, a maioria dos casos de malária (93%) foi registada na região africana em 2018, com 85% dos casos de malária registados em 19 países da África Subsariana e na Índia. Só seis países registaram mais de metade dos casos: Nigéria (25%), RDC (12%), Uganda (4%), e Costa do Marfim, Moçambique e Níger (4% cada) (OMS, 2019).No Mali, o paludismo é a principal causa de morbilidade na população em geral e de mortalidade nas crianças com menos de 5 anos. De acordo com o anuário estatístico do Sistema Local de Informação Sanitária (SLIS 2018), o paludismo é o principal motivo de consulta, com 32% dos casos. De acordo com o SLIS, em 2017, foram registados 2.439.995 casos de malária, 32,44% dos quais ocorreram em crianças com menos de 5 anos (SLIS, 2018). O paludismo continua a ser uma das doenças parasitárias mais disseminadas e mortais na

República Democrática do Congo (RDC), apesar dos progressos significativos na luta contra este flagelo. De acordo com o Relatório Mundial sobre o Paludismo de 2016 da OMS, registou-se uma redução significativa dos casos de paludismo, de 28 milhões em 2010 para 19 milhões em 2015, e das mortes por paludismo, de 82 000 em 2010 para 42 000 em 2015. De acordo com o relatório anual de 2015 produzido pelo Programa Nacional de Controlo do Paludismo (PNLP) da RDC, foram registados durante esse ano 12.186.639 casos de paludismo e 39.054 mortes atribuídas a esta doença (PNLP, 2017). Compreendemos pelo que se segue que, apesar dos esforços feitos na luta contra a malária, esta doença continua a ser frequente e letal para as crianças com menos de 6 a 60 meses. Esta é a razão do nosso estudo sobre a frequência atual das diferentes formas de malária grave em crianças de 0 a 60 meses no Hospital Provincial de Referência de Kinkanda.

2. Objectivos:

2.1. Geral :

- Determinar a frequência das diferentes formas de malária grave em crianças na ala pediátrica do HPRK.

2.2. Específico :

- Determinar a frequência hospitalar de crianças com idades compreendidas entre os 6 e os 59 meses admitidas por malária grave na enfermaria pediátrica do HPRK durante o período do estudo;
- Descrever as caraterísticas sócio-demográficas destas crianças;
- Descrever as caraterísticas clínicas e biológicas da malária grave em crianças com idades compreendidas entre os 6 e os 59 meses no HPRK
- Determinar o resultado destas crianças após os cuidados.

CAPÍTULO I

INFORMAÇÕES GERAIS

1. Definição

A malária é uma eritrotopatia febril e hemolítica causada pela presença e multiplicação no corpo humano de um hematozoário do género Plasmodium. É transmitida ao homem pela picada infetante de uma fêmea de mosquito do género Anopheles (Gentilini, 1993). A malária é uma eritrotopatia febril e hemolítica causada pela presença e multiplicação no sangue de um hematozoário do género Plasmodium. É transmitida ao homem pela picada infetante de um mosquito do género Anopheles (KALOSSI, 2019).

2. Discriminação geográfica

A transmissão da malária é elevada na zona intertropical. É possível traçar um esboço geral da distribuição geográfica do paludismo no mundo. É igualmente importante compreender que, devido aos factores epidemiológicos que influenciam a transmissão do paludismo (distribuição de Anopheles, capacidade de vectorização, caraterísticas biológicas das diferentes espécies de Plasmodium), a distribuição geográfica varia de um continente para outro, de uma região para outra, de um país para outro e mesmo de uma aldeia para outra.

➢ **América**: A América do Norte não tem paludismo. Por outro lado, existe paludismo na América Central (especialmente P.vivax), mas as ilhas das Caraíbas estão livres de paludismo, com exceção do Haiti. Não há transmissão nas Pequenas Antilhas: Guadalupe e Martinica. Na América do Sul, registam-se surtos importantes de P. falciparum (resistente às 4-amino-quinoleínas) e P. vivax. Na Guiana Francesa, o paludismo continua a ser frequente, mas sobretudo ao longo dos rios e nas florestas. De um modo geral, todas as cidades americanas estão livres de paludismo, exceto a Amazónia.

- **Ásia**: A transmissão do paludismo é moderada na Ásia Menor, na península indiana, no sul da China, na Tailândia, no Vietname, no Camboja e no Laos. A transmissão na Ásia assume a forma de surtos dispersos em zonas rurais, florestais e montanhosas. Todas as grandes cidades asiáticas estão livres da doença, exceto a Índia.
- **Europa**: A malária foi erradicada. Podem ocorrer reintroduções temporárias e casos isolados (paludismo de aeroporto). Mas trata-se essencialmente de malária importada (malária dos viajantes).
- **Oceânia**: A transmissão é heterogénea. Algumas ilhas estão afectadas (Nova Guiné, Ilhas Salomão, Vanuatu), enquanto outras estão completamente livres: Polinésia Francesa, Nova Caledónia, Wallis e Futuna, Fiji, Havai, etc. A Austrália e a Nova Zelândia estão livres da doença.
- **África**: A malária existe em pequena escala no Norte de África, onde se encontram as espécies P. vivax e P. malariae. Está disseminada por toda a África intertropical, onde coexistem P. falciparum, P. ovale e, em menor escala, P. malariae. Em algumas partes de África, também se encontra P. vivax. Em geral, as zonas de elevada endemicidade em África começam na sub-região do Sara e estendem-se até à zona equatorial (A. TRAORE, 2019).

3. Etiopatogénese

3.1. Agentes patogénicos

A transmissão do paludismo é um processo complexo que envolve três organismos: o parasita (Plasmodium), o hospedeiro vertebrado (Homem) e o mosquito vetor (Anopheles). A interação entre estes três elementos é largamente influenciada pelo ambiente, com as suas componentes biológicas, físicas, climáticas e humanas.

3.1.1. O parasita

3.1.1.1. Definição taxonómica

A malária é causada por um parasita protozoário do género Plasmodium. Os Plasmodium são parasitas intracelulares (intraglobulares) que pertencem ao reino Animal, ao sub-reino Protozoa, ao filo Api complexa, à classe Sporozoae, à sub-classe Coccidia, à ordem Eucoccidiida, à sub-ordem Haemosporiina, à família Plasmodiidae e ao género Plasmodium. Existem 146 espécies diferentes capazes de infetar vários hospedeiros: Humanos, macacos, aves, roedores, répteis, anfíbios, morcegos, ungulados (antílopes, etc.). 5 espécies são encontradas no sanguc humano: Plasmodium falicparum (Pf), Plasmodium vivax (Pv), Plasmodium ovale (Po), Plasmodium malariae (Pm) e plsamodium Knowlesi (WUMBA di Mosi NKOYI, 2017).

3.1.1.2. Ciclo evolutivo :

O ciclo ocorre sucessivamente nos seres humanos (fase assexuada) e nos anopheles (fase sexual).

➢ **No homem, o ciclo divide-se em 2 fases:**

- **A fase hepática ou pré-eritrocítica ou exo-eritrocítica:** corresponde à fase de incubação, que é clinicamente assintomática.
- **A fase sanguínea ou eritrocitária:** corresponde à fase clínica da doença.

O ciclo exo-eritrocítico: começa com a inoculação do esporozoíto (a fase que infecta os seres humanos) quando o mosquito pica. Durante uma refeição de sangue, o mosquito Anopheles infetado com Plasmodium inocula esporozoítos no hospedeiro humano.

3.1.1.2.1. Nos homens

3.1.1.2.1.1. Esquizogonia pré-eritrocítica

Os esporozoítos inoculados permanecem na pele, na linfa e no sangue até trinta minutos. Muitos (cerca de 90%) são destruídos em 60 minutos pelas moléculas do sistema reticuloendotelial, nomeadamente os macrófagos, mas apenas menos de 10% atingem os hepatócitos. Este sequestro dos esporozoítos ocorre através da interação da proteína Circums porozoite (CSP), uma das principais proteínas da superfície dos esporozoítos, e da proteína anónima relacionada com a trombospondina (TRAP), com os glicosaminoglicanos (GAG) proeminentes nos sinusóides hepáticos. Os esporozoítos atravessam então o espaço de Disse e penetram ativamente nos hepatócitos através da invaginação da membrana plasmática, resultando na formação de um vacúolo parasitóforo. Os esporozoítos também podem entrar nos hepatócitos por efração da membrana sem formar um vacúolo, e migram através de várias células antes de finalmente infectarem um hepatócito, formando um vacúolo. Diferenciam-se em esquizontes pré-eritrocíticos (forma multinucleada) que, após 2 a 7 dias de maturação (formação do corpo azul com 35 a 50 μ de diâmetro), rebentam e libertam milhares de merozoítos no sangue (10 000 a 40 000 merozoítos consoante a espécie, que se envolvem num citoplasma particular (WUMBA di Mosi NKOYI, 2017). Nos hepatócitos, a presença e a multiplicação do parasita passam despercebidas: o doente encontra-se num período de incubação. A célula hepática parasitada por um esquizonte (a partir do esporozoíto) aumenta consideravelmente de tamanho (30 a 40 μm de diâmetro) e será destruída pelo desenvolvimento do parasita, mas os fenómenos inflamatórios permanecem discretos. A esquizogonia hepática é assintomática (WERY, 1995). Os esporozoítos entram nos hepatócitos deslizando sobre as células de Kupffer e as células endoteliais (o que é chamado de papel permissivo), mas o fazem através de um tipo de fenestração conhecida como HSPG. Ao saírem para entrarem na circulação sinusoidal, estes milhares de merozoítos camuflam-se contra as células de Kupffer fagocíticas e as células epiteliais, rodeando-se de uma membrana do hepatócito destruído e serão designados por mesossoma (WUMBA di Mosi NKOYI, 2017). A maturação desses esquizontes dura de uma a duas semanas e produz numerosos (até 2.000) merozoítos, um estágio parasitário que invade a corrente sanguínea. A esquizogonia hepática é única no ciclo, uma vez que as células do fígado só podem ser infectadas por esporozoítos. Nas infecções por P.vivax e P.Ovale, certos esporozoítos intra-hepáticos permanecem quiescentes (hipnozoítos) e são responsáveis por uma esquizogonia hepática retardada que leva à libertação de merozoítos no sangue vários meses após a picada do mosquito, explicando assim as recaídas tardias observadas com estas 2 espécies. Os hipnozoítos não existem na infeção por P. falciparum (sem recaída) e também não foram demonstrados na infeção por P. malariae, sendo as recaídas tardias provavelmente devidas à persistência do parasita nos canais linfáticos (WUMBA di Mosi NKOYI, 2017).

3.1.1.2.1.2. Esquizogonia eritrocítica

Os merozoitos penetram nos glóbulos vermelhos muito rapidamente (menos de 60 minutos). A penetração do merozoíto no eritrócito e a sua maturação num trofozoíto (primeiro jovem sob a forma de um "anel") e depois num esquizonte maduro (corpo em forma de roseta) demora 48 ou 72 horas (dependendo da espécie) e leva à destruição do glóbulo vermelho hospedeiro e à libertação de 8 a 32 novos merozoítos. Estes merozoítos entram em novos glóbulos vermelhos e iniciam um novo ciclo de replicação. Esta parte do ciclo corresponde à fase clínica: a parasitemia aumenta, os parasitas evoluem progressivamente ao mesmo ritmo (diz-se que se tornam sincrónicos), todos os esquizontes eritrocitários amadurecem ao mesmo tempo, levando à destruição de um grande número de glóbulos vermelhos periodicamente, de 48 em 48 horas (terceira febre de P. falciparum, P. vivax ou P. ovale) ou de 72 em 72 horas (quarta febre de P. malariae). Na prática, observou-se que a febre do terceiro grau devida ao P. falciparum raramente é síncrona. Alguns merozoítos sofrem uma maturação num glóbulo vermelho durante cerca de dez dias, acompanhada de uma diferenciação sexual: transformam-se em gametócitos masculinos e femininos (WUMBA di Mosi NKOYI, 2017).

3.1.1.2.2. Nas fêmeas de Anopheles

Os gametócitos, ingeridos pelo mosquito durante a refeição de sangue de um indivíduo infetado, transformam-se em gâmetas masculinos (8 microgametas por um processo metabólico de ex-flagelação) e um único macrogâmeta feminino (por desaparecimento do corpúsculo cromatínico) que se fundem após a fecundação e se transformam, após 24 a 48 horas, num ovo móvel e livre, denominado oocinete. Este oocisto, que mede cerca de 10µ de comprimento, deve sair do lúmen digestivo e fixar-se entre a parede exterior do estômago e a serosa, transformando-se num oocisto com 50 a 80µ de diâmetro. Através de um processo de esporogénese, estas células parasitárias sofrem uma diferenciação (esporocistos, esporoblastos) que leva à formação de esporozoítos que continuam a multiplicar-se no interior deste oocisto, produzindo centenas de outros esporozoítos que, inicialmente, se espalham pelo corpo do mosquito, mas que depois migram para as glândulas salivares do mosquito, onde adquirem o seu carácter infecioso. Estes esporozoítos (que medem 11 a 14 µ de comprimento e 0,5 a 1 µ de espessura) são as formas infecciosas, prontas a serem inoculadas com a saliva do mosquito durante uma refeição de sangue num hospedeiro vertebrado (100 a 1000 esporozoítos são injectados em cada refeição num hospedeiro vertebrado (WUMBA di Mosi NKOYI, 2017).

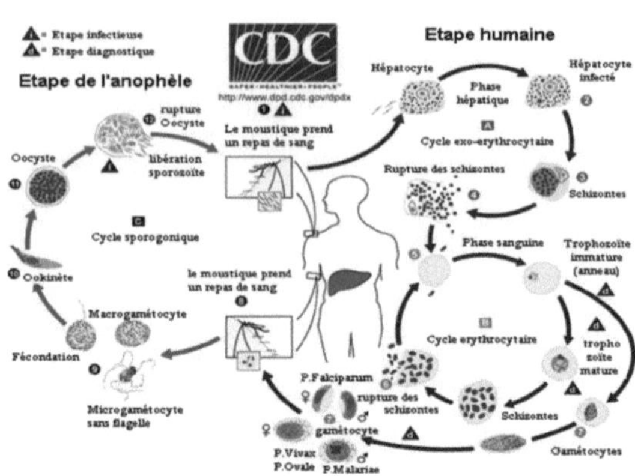

Figura 1: Ciclo do Plasmodium

3.1.2. O vetor

3.1.2.1. Sistemática

Todos os Plasmodium dos primatas, incluindo as 5 espécies que parasitam o homem, são transmitidos por mosquitos do género Anopheles (etimologicamente, do grego "a" privativo e "Opheles" útil, ou seja, inseto desprovido de utilidade). Os Anopheles pertencem ao ^phylium dos artrópodes, à classe dos insectos e ao ^phylium dos insectos. a ordem Diptera, a sub-ordem Nematicera, a família Culiciidae, a sub-família Anophelinae e o género Anopheles. O género Anopheles compreende cerca de 400 espécies, das quais apenas cerca de sessenta são vectores de Plasmodium em condições naturais. Vinte espécies são responsáveis pela maioria dos casos humanos (Mouchet & Camevale, 1991), Rodhain e Perez 1985).

4. Fisiopatologia

A fisiopatologia da malária é ainda mal compreendida, mas as repercussões da infeção por malária em certos órgãos foram bem descritas.

4.1. O sangue

A fase de esquizogonia eritrocítica conduz à hemólise, que causa uma anemia progressiva grave em crianças pequenas e mulheres grávidas. A hemoglobina libertada pela hemólise provoca uma sobrecarga renal e é parcialmente convertida em bilirrubina no fígado. O excesso é eliminado na urina, resultando em hemoglobinúria. Além disso, a utilização da hemoglobina pelo parasita leva à precipitação, no seu citoplasma, de grânulos de pigmento (hemozoína), cuja libertação, aquando da rutura do glóbulo vermelho, é em parte responsável pela febre. O pigmento, acumulado no citoplasma do esquizonte, é libertado no plasma aquando da libertação dos merozoítos. É então fagocitado por monócitos-macrófagos e células polinucleares neutrófilas (leucócitos melaníferos). As plaquetas são sequestradas por mecanismos ainda mal definidos, provavelmente imunológicos. O resultado é a trombocitopenia, perturbação biológica frequente e precocemente observada durante um ataque de malária (ANOFEL, 2014).

4.2. Baço

O baço é hipertrófico, mole e congestivo. A sua cor vermelha escura caraterística, por vezes castanha, deve-se à acumulação de pigmentos internalizados pelos fagócitos. O aumento de volume é causado pela hipertrofia da polpa branca (linfócitos, células reticulares, macrófagos). A atividade fagocitária envolve os glóbulos vermelhos parasitados, os detritos celulares e o pigmento do parasita. Histologicamente, durante a malária visceral progressiva, o baço é enorme, fibro-congestivo e escuro na secção com hiperplasia linfoide e histiocítica, mas os parasitas são raros nele (ANOFEL, 2014).

4.3. O fígado

A esquizogonia exo-eritrocítica não produz lesões inflamatórias. A destruição de um certo número de células parenquimatosas pelos esquizontes passa despercebida. Verifica-se uma hiperplasia das células de Küpffer responsáveis pela fagocitose dos resíduos celulares e da hemozoína, associada a depósitos de hemossiderina. Os depósitos de pigmentos invadem posteriormente os espaços portais no seio de infiltrados linfo-histiocíticos (ANOFEL, 2014).

4.4. Fisiopatologia das convulsões graves

A malária cerebral e a anemia são as principais complicações da malária por P. falciparum. Inicialmente baseada em estudos anatomopatológicos post-mortem efectuados em doentes que tinham morrido de neuromalária, foram efectuadas muitas investigações para elucidar a sua fisiopatologia. Várias teorias, provavelmente complementares, foram atualmente avançadas, entre as quais o sequestro de glóbulos vermelhos parasitados por formas maduras de Plasmodium, aderentes às células endoteliais dos microvasos, e a intervenção de citocinas ou outros mediadores (ANOFEL, 2014).

4.4.1. Sequestro

As formas envelhecidas de P. falciparum (trofozoítos envelhecidos, esquizontes) desaparecem da circulação sanguínea periférica e são sequestradas nos capilares dos órgãos profundos (cérebro, rins, pulmões, etc.). Este sequestro deve-se, pelo menos em parte, à adesão celular (citoaderência) entre os glóbulos vermelhos parasitados e as células endoteliais destes capilares. Esta citoaderência depende das interações entre receptores moleculares presentes na superfície dos glóbulos vermelhos parasitados (PfEMP1) e receptores específicos das células endoteliais (ICAM-1). Este sequestro pode também ser acentuado por bloqueios nos capilares devido à redução da deformabilidade dos glóbulos vermelhos parasitados e à formação de "rosetas": agregados constituídos por um glóbulo vermelho parasitado ao qual aderem vários glóbulos vermelhos não parasitados (ANOFEL, 2014).

4.4.2. Citocinas e outros mediadores

Durante a neuromalária, são produzidas em cascata citocinas pró-inflamatórias (TNF-a, IFN-g, IL1, IL6, etc.) e vários produtos metabólicos (NO, ácido lático, etc.). A sua ação é provavelmente combinada com o bloqueio circulatório resultante do sequestro. Uma vez que os modelos experimentais são necessariamente redutores, é difícil saber como estes diferentes mecanismos actuam em conjunto in vivo. O que foi descrito para o cérebro é provavelmente verdadeiro para outros órgãos (rins, pulmões, placenta, etc.), explicando a falência multivisceral por vezes observada durante um ataque grave. Atualmente, é evidente que a fisiopatologia da malária grave é provavelmente muito mais complexa do que se pensava inicialmente (ANOFEL, 2014).

5. Diagnóstico

5.1.Manifestações clínicas

5.1.1. Malária simples

Após uma fase de incubação silenciosa, a invasão dos eritrócitos é marcada por uma febre que aumenta progressivamente, atingindo 39-40°C. O quadro clínico caracteriza-se por cefaleias, mialgias e constrangimento gástrico febril (anorexia, dores abdominais, náuseas e, por vezes, vómitos). O quadro clínico caracteriza-se por cefaleias, mialgias e desconforto gástrico febril (anorexia, dores abdominais, náuseas e, por vezes, vómitos).Durante a fase de invasão primária, os ataques de paludismo caracterizam-se por uma sucessão de três fases, cada uma com o seu próprio ritmo:

- **Fase de tremores:** tremores violentos com uma sensação de frio intenso e febre de 39°C.
- **Uma fase de calor:** sem tremores, com uma febre de 40-41°C.
- **Uma fase de sudação**: sudação abundante e uma temperatura de 37°C.

As manifestações dos ataques de paludismo variam consoante a espécie plasmodial. Ocorrem de 2 em 2 dias quando a esquizogonia dura 48 horas, dando origem a uma terceira febre (P. vivax, P. ovale e P. falciparum), ou de 3 em 3 dias quando a esquizogonia dura 72 horas, dando origem a uma quarta febre (P. malariae) e a uma febre diária no caso do P. knowlesi. Se não for tratada ou se for mal tratada, a malária não complicada pode evoluir para uma malária grave (A. TRAORE, 2019).

5.1.2. Malária grave e complicada

5.1.2.1. Definição [26]

A definição de paludismo grave dada em 1990 por WARRELL D.A et al é a mais amplamente aceite. De acordo com estes autores, a malária grave é definida como a presença de hematozoários assexuados no sangue associada a um ou mais dos seguintes sinais

a. Neuromalária: coma profundo reativo a estímulos nociceptivos, excluindo outras causas de encefalopatia (hipoglicemia, meningoencefalite, eclampsia e comas metabólicos).

b. Anemia grave com um nível de hematócrito <15% (nível de hemoglobina <5 gramas (g) / decilitro (dl)) na ausência de qualquer outra causa de anemia.

c. Insuficiência renal com excreção urinária <2 militros (ml) / quilograma (kg) / 24 horas e creatinina sérica >265 micromol/litro (l) ou 3 miligramas (mg)/100 mililitros (ml).

d. Edema pulmonar ou síndroma de dificuldade respiratória.

e. Hipoglicemia com glicemia <2,2mmol/l ou 0,4g/l.

f. Colapso circulatório manifestado por pressão arterial sistólica <50mmHg em crianças de 1 a 5 anos ou <70 milímetros de mercúrio (mmHg) em crianças com mais de 5 anos, associado a pele fria e pegajosa ou a uma diferença de temperatura central e periférica superior a 100°C.

g. Hemorragia espontânea difusa ou coagulação intravascular disseminada (CID)

h. Convulsões espontâneas repetidas mais de duas vezes em 24 horas, apesar das medidas de arrefecimento.

i. Acidémia: Com um pH arterial <7,25 e **acidose** com um nível de bicarbonato plasmático <15 milimole (mmol)/l.

j. Hemoglobinúria macroscópica.

Para além destes sinais principais, existem critérios menores para a malária grave: coma na fase I, prostração ou fraqueza sem outra causa neurológica. Hiperparasitismo com uma densidade parasitária superior a 10% (500.000 trofozoítos/microlitro de sangue) (Mabiala-Babela, 2000).
Icterícia clínica ou aumento da bilirrubina total para 50 micromole/l.
Hipertermia grave: ≥ 40°C.

Quadro 1: Pontuação de Blantyre

Tipos de resposta	Resposta	Pontuação
	Localização do estímulo doloroso	2
	Retirada do membro em resposta à dor	1
Melhor resposta da mortice	Resposta não específica ou ausência de resposta	0
	Choro adequado	2
Melhor resposta verbal	Lamentação ou choro inadequados	1
	Não	0
	Liderar (seguir o rosto da mãe)	1
Movimentos oculares	Não dirigido	0
Total Interpretação :		5

- Blantyre 0 = estado de coma 4

- Blantyre 2 ou 1 = coma de fase 3

- Blantyre 3 = coma em fase 2

- Blantyre 4 = coma fase 1

- Blantyre 5 = Sem coma

5.1.2.2. Formas clínicas da malária grave

5.1.2.2.1. Malária cerebral

a. Início: pode ser gradual ou abrupto.

Um ataque pernicioso de início gradual é marcado pelo aparecimento de febre irregular e de uma síndrome algésica difusa, associada a problemas digestivos. O exame clínico pode revelar uma componente neurológica, sugerindo o aparecimento de malária grave. A neuromalária de início súbito caracteriza-se por uma tríade de sintomas (febre, coma, convulsões), frequentemente acompanhada de dificuldade respiratória. É comum em crianças pequenas em áreas endémicas (< 5 anos) e pode levar à morte em poucas horas.

b. Fase estatal :

A febre é geralmente muito alta e o quadro neurológico é completo e pode incluir :

- **Perturbações da consciência**: são constantes, mas de intensidade variável, indo da simples obnubilação ao coma profundo. O coma é geralmente calmo, sem rigidez do pescoço (ou muito discreto), sem fotofobia e acompanhado de abolição do reflexo corneano.
- **Convulsões:** muito mais frequentes nas crianças do que nos adultospodem ser inaugurais. Podem ser generalizadas ou localizadas, espaçadas no tempo ou, pelo contrário, formar um estado convulsivo. Podem por vezes ser pauci-sintomáticos (lábios clónicos, músculos faciais, movimentos rápidos dos olhos, salivação excessiva). Devem ser distinguidas das convulsões hipertérmicas: para

serem reconhecidas, devem ser repetidas no tempo ($\geq$ 2/24 horas) com uma fase pós-crítica de perturbação da consciência > 15 minutos.

- **Distúrbios do tónus**: o doente é geralmente hipotónico. A rigidez e o opistótono podem ser observados em formas muito avançadas e têm um mau prognóstico. Os reflexos osteotendinosos são variáveis, por vezes muito acentuados, excecionalmente abolidos (mau prognóstico).
- **Outros sinais clínicos associados**: podem predominar os sinais neurológicos

Podem também estar associadas a outras manifestações viscerais. Praticamente todos os órgãos podem ser afectados, incluindo os rins, os pulmões (risco de edema pulmonar) e o fígado. O quadro é por vezes de falência visceral múltipla. Por vezes, sem sinais neurológicos evidentes, observam-se formas graves com anemia profunda (nas crianças).

c. Terreno: principalmente indivíduos não imunes (crianças, mulheres, grávidas, novos indivíduos) ou após ataques simples repetidos.

d. Complicações: hemorragia com DIC, insuficiência renal aguda, edema pulmonar agudo (APO), colapso, etc.

e. Curso: Se não for tratada, o doente morre. Com um tratamento adequado, a doença pode ser curada com ou sem sequelas (hemiplegia, cegueira cortical, ataxia cerebelar, hipotonia grave, atraso mental, problemas de comportamento, etc.) (ANOFEL, 2014).

f. Factores de mau prognóstico

- Gravidez, esplenectomia ou outras condições imunocomprometidas
- Febre muito alta
- Hepatomegalia
- Parasitemia >10
- Distúrbios metabólicos
- Hipoglicorraquia e elevação das lactases Hematócrito <20%, hemoglobina

<7g/dl

- Bilirrubina total > 50 micrómetros

- Oligoanúria com creatininemia >260 micrómetros

- Dificuldade respiratória (Pichard, 2002)

5.1.2.2.2. Anemia [28]

É a complicação mais frequente do paludismo por P. falciparum. Deve-se à destruição dos glóbulos vermelhos, quer estejam parasitados ou não, e manifesta-se clinicamente como :

- Palidez mucocutânea muito acentuada, frequentemente com iterícia franca ou moderada.

- Confusão, astenia, agitação, coma.

- Sopro sistólico, ritmo de galope, taquicardia, insuficiência cardíaca.

- Polipneia, retração do tórax, queixumes, exaltação nasal.

- Hepatomegalia e/ou esplenomegalia (Pichard, 2002).

5.1.2.2.3. Evolução da malária visceral

É uma doença crónica que afecta principalmente crianças que vivem em áreas endémicas ou adultos que não foram imunizados contra a doença e que foram sujeitos a inoculações parasitárias repetidas. O quadro clínico caracteriza-se por anemia grave (com palidez, dispneia, astenia, sopros anorgânicos e edema), esplenomegalia grave, febre de cerca de 38°C, por vezes com ataques de calor mais graves e, nas crianças, atraso no crescimento e no desenvolvimento. O parasita encontra-se no sangue periférico do doente (mas a parasitemia pode ser muito baixa e o diagnóstico difícil), a serologia da malária é positiva, mas com um nível de anticorpos classicamente mais baixo do que na presença de esplenomegalia malárica hiper-reactiva, o nível de imunoglobulina G (IgG) é elevado, mas o nível de imunoglobulina M (IgM) é normal. A progressão em caso de tratamento prolongado é espetacular (M. TRAORE, 2007).

5.1.2.2.4. Esplenomegalia hiper-reactiva da malária (HMS)

Inicialmente descrita como "Esplenomegalia Tropical Idiopática", a HPS tem sido descrita principalmente em nativos que vivem em áreas maláricas. Ao contrário da malária visceral progressiva, é mais frequente em adultos. Trata-se de uma doença dos complexos imunes causada por uma reação exagerada do baço à estimulação prolongada dos fagócitos mononucleares pelos complexos imunes circulantes. O resultado é uma esplenomegalia com hiperesplenismo, levando a uma queda das 3 linhas sanguíneas e à produção de IgG e IgM em quantidades exageradas. A serologia anti-malárica deve ser fortemente positiva para manter o diagnóstico, que, perante a esplenomegalia, deve permanecer um diagnóstico de exclusão. A evolução é favorável sob tratamento antimalárico, mas muito lenta (M. TRAORE, 2007).

5.1.2.2.5. Febre biliosa da hemoglobina

Agora excecional, não é propriamente uma manifestação de malária, mas apenas uma síndrome de etiologia imunoalérgica. Classicamente, ocorre em antigos doentes com paludismo por P. falciparum que foram submetidos a uma quimioprofilaxia, frequentemente irregular, com quinino durante vários anos. Consiste numa hemólise intravascular. O início é súbito, marcado por fortes dores lombares e prostração. Ocorre febre, vómitos de alimentos e depois vómitos de fezes. A iterícia hemolítica surge com anemia, colapso, oligúria ou oligo-anúria composta por "urina de porto". Os factores desencadeantes típicos incluem uma nova dose de quinino ou uma constipação ("febre de aterragem"), mas foram recentemente observados sintomas semelhantes com a halofantrina e a mefloquina. O prognóstico depende da rapidez com que a anemia é corrigida e a diurese retomada antes da progressão para insuficiência renal (M. TRAORE, 2007).

5.1.2.2.6. Hipoglicemia

Pode dever-se a uma disfunção hepática, ao consumo excessivo de glicose pelos parasitas em maturação ou ao tratamento com quinino, que aumenta a secreção de insulina pelo pâncreas. A hipoglicemia é nociva para o cérebro e manifesta-se por perturbações da consciência, convulsões generalizadas, posturas anormais e coma (M. TRAORE, 2007).

5.1.2.2.7. Insuficiência renal

Como complicação, é devida a hipotensão após desidratação ou choque e ocorre mais frequentemente em adultos.

5.1.2.2.8. Colapso cardiovascular

Estes doentes são admitidos num estado de colapso cardiovascular com pressão arterial sistólica <70 mmHg. Clinicamente, a pele torna-se fria, pálida e cianótica. O pulso é fraco e por vezes impenetrável.

5.1.2.2.9. Hemorragia espontânea

Alguns doentes podem ter hemorragias espontâneas nas gengivas, no trato digestivo externo ou na pele, ou hemorragias prolongadas nos locais de injeção. Trata-se de uma perturbação grave da coagulação associada à coagulação intravascular disseminada, que pode ser rapidamente fatal (Warrell, 1990).

5.1.2.2.10. Edema pulmonar

Pode aparecer vários dias após a quimioterapia, quando o estado geral do doente está a melhorar. O primeiro sinal é um aumento da frequência ventilatória, que precede o aparecimento dos outros sinais: a maré clássica de estertores crepitantes com expetoração espumosa, muitas vezes tingida de sangue. Para além destes sinais, a hipoxia pode provocar convulsões e uma deterioração da consciência, podendo seguir-se a morte em poucas horas (Nanema, 2004).

5.1.2.2.11. Hiperpirexia [31, 32]

A febre alta é um sinal comum de ataques graves de malária por P. falciparum. As febres superiores a 39,5°C estão associadas a um aumento da frequência de convulsões; as febres entre 39,5°C e 42°C a delírio, e acima disso a coma. A hipertermia pode causar sequelas neurológicas graves em mulheres grávidas e pode resultar em sofrimento fetal **(Sall 2006, Rép du Mali 2015).**

5.1.2.2.12. Desidratação e perturbações ácido-base

Os doentes com malária grave causada por P. falciparum apresentam frequentemente os seguintes sintomas à entrada:

- **Sinais de hipovolémia**: pressão venosa jugular baixa, hipotensão ortostática e oligúria com elevada densidade urinária.

- **Sinais de desidratação**: Diminuição da circulação periférica, respiração profunda (tipo acidose), prega cutânea de desidratação, aumento da uremia (>6,5mmol/l), sede, perda de 3 a 4% da massa corporal total, sinais de acidose metabólica.

5.1.2.2.13. Hiperparasitemia [32]

Regra geral, e sobretudo nos indivíduos não imunes, as densidades parasitárias elevadas e a esquizontagem periférica estão associadas a uma gravidade importante. No entanto, nas zonas onde o paludismo é endémico, as crianças particularmente imunes podem tolerar níveis de parasitemia surpreendentemente elevados (20 a 30%), muitas vezes clinicamente silenciosos (Rép du Mali, 2015).

5.1.2.2.14. Rutura esplénica na malária

São particularmente comuns em doentes com esplenomegalia tropical malárica de grandes dimensões, como se observa na malária visceral progressiva e na síndrome de esplenomegalia tropical idiopática. Estas rupturas esplénicas são espontâneas ou causadas por um traumatismo mínimo. O mecanismo de rutura é a torção do pedículo ou o enfarte esplénico com hematoma subcapsular.

O P. vivax é geralmente responsável, enquanto o P. malariae e o P. falciparum raramente estão envolvidos. Mais recentemente, foram observadas rupturas espontâneas na malária por P. falciparum quimiorresistente. Isto pode ser explicado por uma congestão esplénica aguda num baço previamente enfraquecido por uma infeção prolongada por malária.

5.2. Diagnóstico biológico

5.2.1. Método morfológico: os métodos mais antigos, ainda utilizados no laboratório, baseiam-se na observação microscópica direta da morfologia dos diferentes parasitas nos glóbulos vermelhos.

5.2.2. Gota espessa de sangue (TG): é uma técnica de concentração de glóbulos vermelhos que permite um estudo qualitativo do plasmódio por observação direta ao microscópio: é o diagnóstico de certeza. É a técnica de eleição nos inquéritos epidemiológicos.

5.2.3. O esfregaço fino (FM): também um método de referência, tal como a gota espessa, revela hematozoários intraeritrocitários, mas não é recomendado para a avaliação quantitativa da parasitemia.

5.2.4. Método imunocromatográfico

O princípio subjacente a estes testes é a deteção de proteínas específicas do Plasmodium (antigénios HRP-2 ou enzimas pLDH e aldolase) por cromatografia num suporte sólido. Alguns destes testes podem atualmente ser utilizados para confirmar um diagnóstico positivo (presença de Plasmodium) e para diagnosticar a espécie: P. falciparum e/ou outra espécie. Estes testes rápidos, muito fáceis de utilizar e embalados individualmente, são muito práticos e têm uma boa sensibilidade (especialmente para o P. falciparum se detectarem o antigénio HRP-2), mas não medem a parasitemia e, em alguns casos, permanecem positivos durante vários dias após o desaparecimento dos plasmódios do sangue (Nanema, 2004).

5.2.5. Optimal-ITTM

Neste teste, o antigénio considerado é a lactato desidrogenase (LDH), uma enzima presente no mecanismo glicolítico do parasita. É produzida pelas formas plasmodiais sexuadas e assexuadas. Cada espécie possui uma LDH específica. Esta especificidade é utilizada neste teste para diferenciar o P. falciparum de outras espécies. ParasightFTM e CoreTMMalaria (Plasmodium falciparum) (Pf): exclusivamente para a deteção de Plasmodium falciparum, estes testes baseiam-se na captura da Histidine-Rich-Protein (HRP)-2, uma das três Histidine-Rich-Protein sintetizadas pelos glóbulos vermelhos infectados por este parasita. Esta proteína hidrossolúvel é expressa na superfície da membrana dos eritrócitos pelas formas assexuadas e pelos gametócitos jovens.

5.2.6. Biologia molecular

O diagnóstico também pode ser feito através da técnica de Reação em Cadeia da Polimerase (PCR). Este método permite também estudar a impressão digital genética desta espécie, desde que estejam disponíveis marcadores moleculares. Os marcadores são genes de cópia única no genoma haploide do parasita que podem ser utilizados para estimar o número de parasitas que circulam no sangue periférico, desde que sejam suficientemente polimórficos.

Os genes candidatos para este fim devem ser estáveis durante a fase assexuada do ciclo de vida do parasita e ter uma única cópia do gene por genoma haploide do parasita. A PCR com tais marcadores é desejável para estudar a dinâmica da população do parasita. O diagnóstico por PCR utiliza geralmente marcadores de genes com várias cópias; na maioria dos casos, estas sequências devem ser conservadas e capazes de discriminar entre espécies.

5.2.7. Parâmetros hematológicos e bioquímicos da malária grave Os testes revelam a presença ou ausência de P. falciparum, associada ou não a uma anemia. Observámos normalmente uma trombocitopenia (100.000 plaquetas/µL) e, em alguns casos, a contagem de plaquetas pode ser extremamente baixa (menos de 20.000 plaquetas/µL). A hiperleucocitose pode ser observada em algumas crianças durante as formas mais graves. Podem ser encontradas concentrações plasmáticas ou séricas de ureia, creatinina, albumina, bilirrubina e enzimas hepáticas e musculares.

Os títulos destas enzimas hepáticas são mais baixos do que os observados na hepatite viral. Nas formas graves, as crianças apresentam frequentemente acidose, uma diminuição do pH plasmático e das concentrações de bicarbonato. Podem ocorrer perturbações hidroelectrolíticas (sódio, potássio, cloro, cálcio, fósforo). Os níveis de lactato no plasma e no líquido cefalorraquidiano (LCR) estão aumentados, sobretudo nos doentes hipoglicémicos.

6. Tratamento da malária sem complicações

De acordo com o relatório do Programa Nacional de Controlo da Malária (PNLP), o tratamento é efectuado com Terapias Combinadas à base de Artemisinina (ACT).

- **Artesunato**: 4mg/kg/dia durante 3 dias
- **Amodiaquina**: 25mg/kg/dia durante 3 dias (A. TRAORE, 2019)

Quadro 2: Regime de tratamento da malária não complicada com Artesunato + Amodiaquina (AS + AQ)

Peso/faixa etária	Apresentação	Dia 1	Dia 2	Dia 3
4,5-8 kg (2 a 11 meses)	25 mg/67,5 mg Embalagem blister de 3 cps	1 Cp	1 Cp	1 Cp
9-17 kg (1-5 anos)	50 mg/135 mg Embalagem blister de 3 cps	1 Cp	1 Cp	1 Cp
18-35 kg (6-13 anos)	100 mg/270 mg Embalagem blister de 3 cps	1 Cp	1 Cp	1 Cp
≥36 kg (a partir dos 14 anos)	100 mg/270 mg Embalagem blister de 6 cps	2 Cp	2 Cp	2 Cp

Quadro 3: Regime de tratamento da malária não complicada com Artemether-Lumefantrina. Dosagem da combinação Arteméter (20 mg) - Lumefantrina (120 mg).

Peso/faixa etária	Dia 1 Manhã / Noite	Dia 2 Manhã / Noite	Dia 3 Manhã / Noite
5-14 kg (2 meses a 3 anos)	1 Cp / 1 Cp	1 Cp / 1 Cp	1 Cp / 1 Cp
15-24 kg (4-6 anos)	2 Cp / 2 Cp	2 Cp / 2 Cp	2 Cp / 2 Cp
25-34 kg (7-10 anos)	3 Cp / 3 Cp	3 Cp / 3 Cp	3 Cp / 3 Cp
>34 kg e adultos	4 Cp / 4 Cp	4 Cp / 4 Cp	4 Cp / 4 Cp

7. Tratamento da malária grave e complicada

7.1.Princípio

As crianças que apresentam malária cerebral ou outras manifestações graves devem ser tratadas como uma emergência médica. Uma vez iniciado o tratamento urgente de uma criança com paludismo grave, é necessário obter um certo número de informações:

- O local de residência do doente e as deslocações recentes, devido à existência de zonas onde as estirpes de P. falciparum são multirresistentes.

- Pedir aos pais ou adultos acompanhantes que especifiquem quaisquer tratamentos anti-maláricos ou outros que possam ter sido administrados, bem como qualquer ingestão recente de fluidos ou produção de urina. Um exame inicial rápido determinará o estado de hidratação e detectará qualquer edema pulmonar ou outros sintomas graves.
- Após a recolha de uma amostra de sangue para análises biológicas de GE/FM, hematócrito (Hte), Hb, açúcar no sangue, etc., o tratamento é iniciado imediatamente após a confirmação parasitológica.
- As medidas terapêuticas a tomar de imediato incluem a correção de uma eventual hipoglicemia, o tratamento das convulsões e a redução de uma temperatura excessivamente elevada.
- Uma vez iniciados os primeiros socorros, os sinais vitais e o equilíbrio de

fluidos devem ser monitorizados. Deve ser dada especial atenção à sobrecarga ou depleção de fluidos, ao hematócrito, à parasitemia, à glucose no sangue e a outros parâmetros, conforme necessário (Rép du Mali, 2015) .

7.2. Recursos

O tratamento da malária continua a colocar problemas atualmente. Surgiram sucessivamente várias classes de produtos, cada uma com as suas próprias vantagens e desvantagens. No entanto, a gama de medicamentos continua a ser reduzida. Isto deve-se ao facto de a descoberta de novos medicamentos antimaláricos parecer trabalhosa. Nas crianças com paludismo grave, os medicamentos antimaláricos devem ser administrados por via parentérica (Chandenier & Danis, 2000).

7.2.1. Artesunato

7.2.1.1. Dosagem de Artesunato

Artesunato 2,4 mg/kg de peso corporal administrado por via intravenosa (IV) ou intramuscular (IM) no momento da admissão (t = 0), depois 12 h e 24 h mais tarde e, posteriormente, uma vez por dia até o doente poder tomar medicação oral. Variabilidade dos parâmetros farmacocinéticos em função de situações e populações específicas: Efeito da malária (estádio, gravidade): os dados comparativos disponíveis são escassos e por vezes contraditórios. Parece que a exposição sistémica ao AS e ao DHA aumenta na fase inicial do ataque de malária em comparação com a fase de convalescença e nos doentes com malária em comparação com indivíduos saudáveis (depuração reduzida).

- População pediátrica: os dados disponíveis são insuficientes para se chegar a uma conclusão sobre este ponto.

O tratamento durante 5 dias em função do peso e da idade parecem ser factores significativos de variabilidade no volume de distribuição do DHA. A dosagem baseada no peso limita esta variabilidade, mas são necessários estudos pediátricos para clarificar o papel da idade.

7.2.2. Artemeter

Dose intramuscular e modo de administração: a dose é de 3,2mg/kg de peso corporal numa injeção na admissão, seguida de 1,6mg/kg numa injeção por dia durante 4 dias (Ref = Management of severe malaria WHO/2013).

7.2.3. Quinino

Dosagem recomendada: Manual do participante do Programa Nacional de Controlo da Malária (PNLP). Quinino administrado por perfusão intravenosa :
- Dose de carga: 20 mg de sal de quinino/kg) na admissão em adultos e crianças.

NB: A dose de carga só é administrada se o doente não tiver tomado quinino nas 24 horas anteriores ou Mefloquine nos 7 dias anteriores. Se o doente tiver tomado quinino nas 24 horas anteriores ou Mefloquine nos 7 dias anteriores, é utilizada a dose de manutenção.
- Dose de manutenção :

Crianças: Dosagem: 10 mg/kg de sais de cloridrato de quinino (8,3mg de base) diluídos em 10ml/kg de soro glicosado a 10% (ou dextrose a 4,3% ou soro fisiológico a 0,9% para diabéticos).
Duração da infusão: 2 a 4 horas Intervalo entre o início das infusões: 8 horas
Passar para a terapêutica combinada oral à base de artemisinina (ACT) logo que o doente consiga engolir.

7.3. Prevenção

Existem dois métodos de prevenção: a quimioprevenção (mulheres grávidas e crianças com idades compreendidas entre os 3 e os 59 meses) e o controlo dos vectores (OMS, 2014).

CAPÍTULO II

MATERIAIS E MÉTODO

2 .1. Tipo de estudo

Trata-se de um estudo descritivo retrospetivo. Adoptámos um método não probabilístico com recrutamento exaustivo e sistemático de todos os casos de crianças admitidas com malária grave na enfermaria de pediatria que preenchiam os critérios de inclusão.

2.2. Período de estudo

O período de estudo decorreu de janeiro de 2022 a dezembro de 2023.

2.3. Apresentação do ambiente

O estudo foi efectuado na cidade de Matadi, capital da província de KC na RDC, 352 km a oeste de Kinshasa, e mais especificamente no Hospital Provincial de Referência de Kinkanda. Em 2023, a população de Matadi foi estimada em 431.505 habitantes, com uma superfície de 110 km². Em termos de saúde, a cidade de Matadi está dividida em duas zonas sanitárias (a zona sanitária de Matadi, dividida em 12 zonas sanitárias, e a zona sanitária de Nzanza, dividida em 10 zonas sanitárias). O hospital provincial de referência de Kinkanda está geograficamente localizado na parte sudoeste da cidade de Matadi, na comuna urbano-rural de Matadi, na zona sanitária de Matadi e na área sanitária de Higiene B, na estrada que conduz à República de Angola através do município de Noqui. É delimitada por:

- A norte, o pequeno mercado de Kinkanda, a igreja católica do Sacré-Coeur, o edifício da divisão provincial da saúde e a maternidade de referência provincial do Kongo Central;
- A sul, o gabinete da zona sanitária de Matadi e as casas vizinhas do ISIPA Matadi;

- A leste, as habitações vizinhas do Flat hôtel Ledya ;

- A oeste, o edifício da torre de controlo e as habitações adjacentes à casa mortuária de Kinkanda.

O hospital provincial de referência de Kinkanda tem 6 departamentos:

- Medicina Interna

- Emergência

- Pediatria

- Ginecologia e obstetrícia

- Cirurgia

- Departamento de rastreio, prevenção e controlo das doenças infecciosas O HPRK tem uma capacidade de 246 camas (capacidade real) com uma capacidade estimada de 300 camas. Tem mais de 50 médicos, mais de 300 enfermeiros e muitos profissionais paramédicos.

2.4.População do estudo

Foram incluídas no nosso estudo todas as crianças com idades compreendidas entre os 6 meses e os 5 anos admitidas na enfermaria pediátrica devido a malária grave. Foram retidos 200 casos após investigação durante o nosso período de estudo. Os ficheiros que não puderam ser utilizados, os ficheiros de qualquer criança que tenha morrido na comunidade e cuja morte tenha sido registada na admissão e os casos de morte por causas desconhecidas não foram incluídos no nosso estudo.

2.5.Amostragem

Trata-se de uma amostra não exaustiva de todos os registos médicos disponíveis de crianças seguidas no departamento de pediatria do HPRK durante o período de janeiro de 2022 a dezembro de 2023.

2.5.1. Critérios de inclusão

- 6 meses a 5 anos de idade
- Ter sido diagnosticado com malária grave
- Ter um ficheiro completo

2.5.2. Critérios de não-inclusão

TODAS as pastas que não contêm os parâmetros de interesse.

2.6 Parâmetros de interesse e definições operacionais

2.6.1. Parâmetros sócio-demográficos

- Idade
- Género
- Peso

2.6.2. Valores clínicos e biológicos para a malária grave

- Febre, convulsões, coma, palidez, dificuldade respiratória...
- GE

2.6.3. Definições operacionais

- **Anemia grave:** trata-se de uma anemia grave com um nível de Hb inferior a 5g% ou um nível de Hct inferior a 15%.
- **Malária respiratória grave:** dificuldade respiratória, dificuldades respiratórias associadas a acidose (PH inferior a 7,25) ou hiperlactatemia superior a 5mmol/l.
- **Neuromalária:** perturbação profunda e duradoura da consciência (menos de 6 horas, pontuação de Blantyre inferior a 2) sem outras causas óbvias e danos neurológicos associados à presença de uma forma assexuada do parasita.

- **O coma** é uma abolição da consciência e da vigilância em resposta a estímulos com um Blantyre inferior a 2.
- **Anemia** Nível de Hb inferior a 5g%.

2.7. Ferramentas de estudo

As ferramentas utilizadas para desenvolver este trabalho são :

- Os registos
- Registos dos doentes
- Fichas de recolha

2.8. Origem, organização e tratamento de dados

Realizámos uma revisão da literatura utilizando um formulário de inquérito com uma análise exaustiva dos processos de todos os casos de malária grave que cumpriam os nossos critérios de inclusão. Uma vez concluída a recolha de dados, estes foram organizados, introduzidos, codificados e armazenados numa base de dados utilizando o Microsoft Office Excel 2016. Foram incluídas as seguintes variáveis: idade, sexo, peso, febre, convulsões, coma, palidez, dificuldade respiratória, GE, etc.

Por fim, os dados foram analisados utilizando o software Excel 2016 para produzir os resultados.

2.9. Considerações éticas

Os dados foram recolhidos e tratados no respeito das regras de confidencialidade.

2.10. Limites do estudo

a. Problemas de informação sobre saúde

- Enviesamento dos relatórios

- Problemas com o arquivo dos ficheiros dos doentes
- Falta de exaustividade, prontidão e exatidão dos dados recolhidos
- Fraca divulgação de informação de qualidade.

b. Estudo descritivo e limitado no Hospital Provincial de Referência de Matadi.

CAPÍTULO III

RESULTADOS

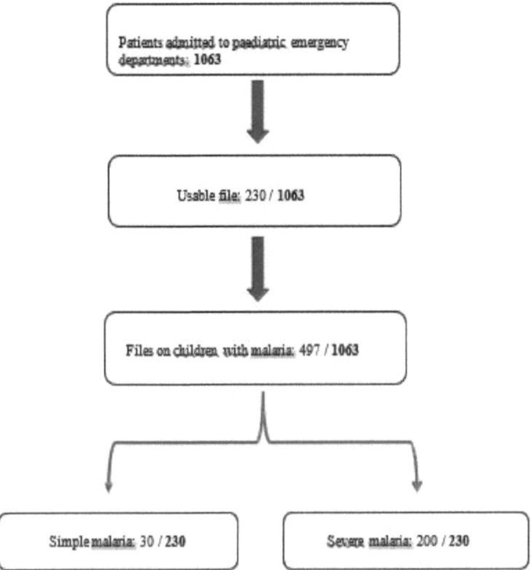

Figura 2: Fluxograma das crianças admitidas nos serviços de urgência pediátrica

1. Descrição das caraterísticas da DM na AS de Matadi.

a. Caraterísticas sócio-demográficas

➢ **Grupos etários**

A maior proporção de crianças com malária encontrava-se no grupo etário dos 6-12 meses (34%).

Faixa etária (Meses)	Número de casos (n)	Proporção (%)
6 - 12	68	34
13 - 24	56	28
25 - 36	39	19,5
37 - 48	17	8,5
49 - 60 Total	20 200	10 100

Quadro 4: Distribuição de casos de paludismo grave por idade

➢ **Sexo**

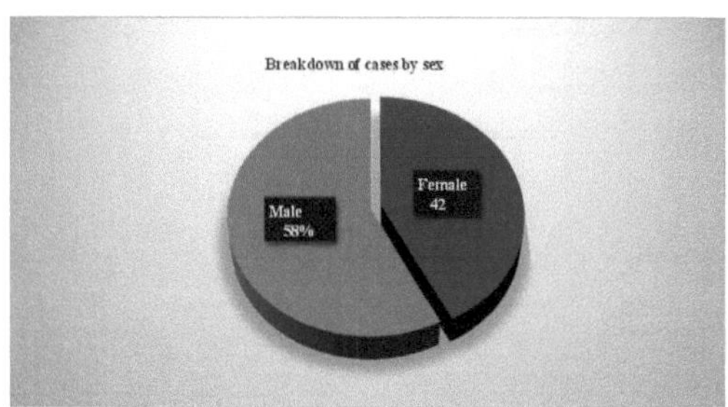

Figura 3: Distribuição de casos de paludismo grave por sexo

A maior proporção de crianças internadas por malária grave foi registada no sexo masculino (58%)

b. Caraterísticas clínicas e biológicas da malária

➢ **A forma**

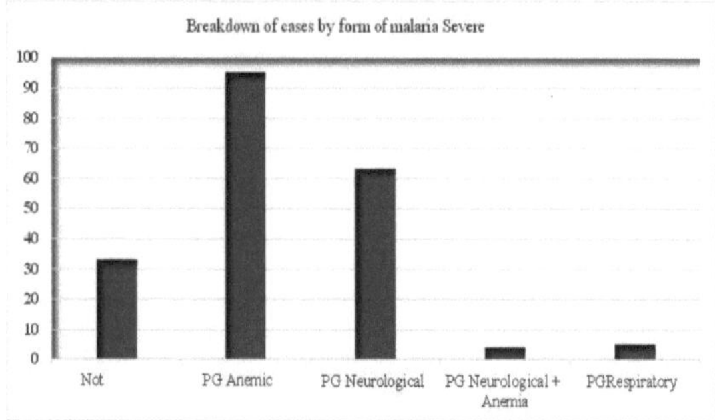

Figura 4: Distribuição de casos de paludismo grave por forma de paludismo

A malária anémica grave foi a forma mais comum, com 47,5%, seguida da malária neurológica grave (neuromalária), com 31,5%.

➢ **Sinais clínicos**

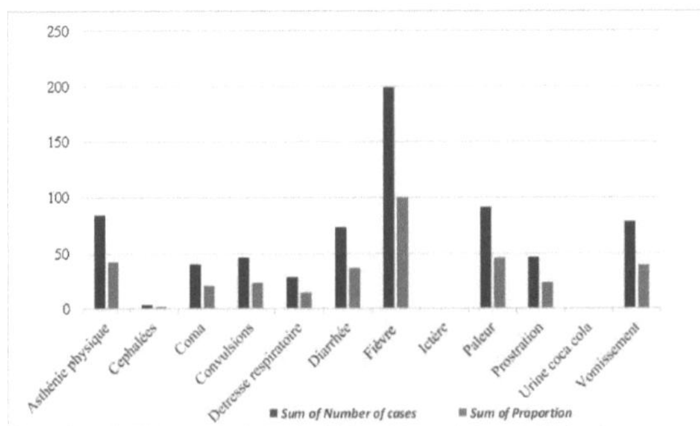

Figura 5: Distribuição de casos de paludismo grave por clínica

A maior parte das crianças admitidas por malária grave apresentava febre (99,5%), palidez (45,5%), anemia, astenia física (42%), vómitos (39%), diarreia (36,5%), convulsões (23%), prostração (23%), coma, etc.
(20%), dificuldades respiratórias (14%), dores de cabeça (1,5%).

➢ **O número de troféus**

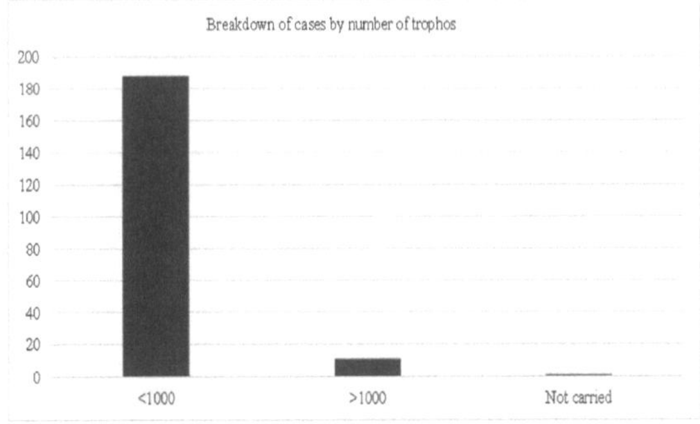

Figura 6: Distribuição de casos de paludismo grave de acordo com o resultado do teste de esfregaço de sangue espesso

A maior proporção de crianças internadas por malária grave foi observada entre as que tinham menos de 1.000 troféus, ou seja, 94%.

- **Cuidados**

A injeção de artesunato foi administrada a quase todas as crianças com malária grave (98,5%) e 65,5% destes doentes beneficiaram de um revezamento de ACT. Antibióticos (100%), transfusão de sangue (49%), anticonvulsivos (26,5%) e oxigenoterapia (13%) foram os tratamentos associados a estes doentes.

Quadro 5: Repartição dos casos de paludismo grave por tipo de tratamento

PEC Malária	Número de casos (n)	Proporção (%)
Artesunato	197	98,5
Quinino	3	1,5
ACT Tratamentos associados	131	65,5
Antibióticos Anticonvulsivantes Transfusões Oxigenoterapia	200 53 98 26	100 26,5 49 13

- **Duração do internamento hospitalar**

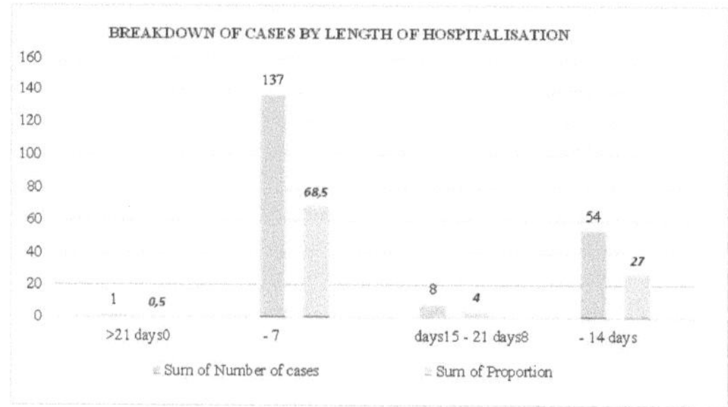

Figura 7: Distribuição dos casos de paludismo grave por tempo de permanência no hospital

O tempo de hospitalização das crianças admitidas com malária grave variou entre 0 e 7 dias, representando uma proporção de 68,5%.

- **A evolução**

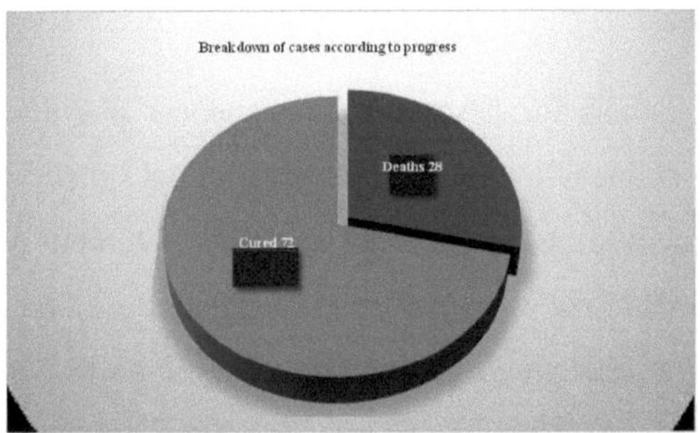

Figura 8: Distribuição de casos de paludismo grave por evolução da doença

72% das crianças internadas por malária grave foram curadas.

CAPÍTULO IV

DISCUSSÃO

O objetivo deste estudo foi descrever a frequência das diferentes formas de malária grave em crianças menores de 5 anos durante o período de 2022-2023 no Hospital Provincial de Referência de Kinkanda. Durante o período do nosso estudo, o departamento de pediatria geral hospitalizou 1.063 crianças, 200 das quais tinham malária grave, ou seja, uma prevalência de 18,8%. Esta prevalência é superior à registada em 2018 no Hospital Panda em Likasi, que encontrou 221 pacientes com malária grave em 1653 crianças hospitalizadas, ou seja, 13,4% da população hospitalar total (Mutombo, Kamona, et al., 2018). No nosso estudo, encontrámos uma maior predominância do sexo masculino, que representou 58% dos casos, com um rácio de sexo de 1,35. Os nossos resultados são comparáveis aos encontrados na literatura, que mostram uma predominância do sexo masculino sem qualquer explicação (BOBOSSI-SERENGBE et al., 2006; Mutombo, Mukuku, et al., 2018; Sawadogo et al., 2024). Nossos resultados são superiores aos relatados por Mutombo, Kamona, et al. que mostram uma predominância masculina de 51,6% e uma razão de sexo de 1,06. Os grupos etários mais afectados são os dos 6 aos 12 meses. Isto pode ser explicado pelo facto de, nas zonas holoendémicas, a proteção antes dos 6 meses de idade ser assegurada por um nível elevado de hemoglobina F e por anticorpos transmitidos passivamente pela mãe, que desaparecem gradualmente, ao passo que, após os 5 anos de idade, a imunidade ativa impede ataques graves (Mutombo, Kamona, et al., 2018). Os nossos resultados contradizem os de Mutombo, Kamona et al., Bobossi-Serengbe et al. e Koko, que registaram um pico entre 1 e 3 anos de idade (BOBOSSI-SERENGBE et al., 2006; KOKO et al., 1999; Mutombo, Kamona, et al., 2018). Clinicamente, a febre foi observada em 99,5% dos pacientes. Estes resultados são consistentes com a literatura que mostra que a febre é o principal motivo de consulta para a malária grave. Estes resultados são semelhantes aos encontrados na República Centro-Africana por **Serengbe G** et **al**, que observaram nos seus estudos que o principal motivo de consulta era a febre. O principal motivo de consulta foi a febre (96,8%) (Bobossi Serengbe et al., 2004). Estes resultados contradizem Rabenjarison et al. que verificaram que, clinicamente, a febre foi observada em 5% dos doentes. No nosso estudo, os motivos de hospitalização foram dominados pela anemia (45,5%) seguida de convulsões (23%). Estes resultados são semelhantes aos de Traoré, em que os motivos de hospitalização também foram dominados pela anemia (47,9%), seguida de convulsões repetidas (34,2%) (A. TRAORE, 2019). Acreditamos que isso explicaria os sinais clínicos da malária grave de acordo com a literatura. Esses resultados contradizem Rabenjarison et al. no nível clínico, tiveram um predomínio de sinais neurológicos como distúrbio de consciência (100%), obnubilação (17%), confusão (14%) e convulsão (11%)(RABENJARISON et al., 2018). No nosso estudo, as duas principais formas de gravidade foram a anemia (47,5%) e a neuromalária (31,5%). Estes resultados são inferiores aos de Mutombo et al. que encontraram uma predominância da forma anémica em 58,4% e casos seguidos de neuromalária com uma frequência de 46,2% (Mutombo, Kamona, et al., 2018). Isto explicaria por que razão a anemia resulta da lise aguda de glóbulos vermelhos parasitados e não parasitados através de rosetas e do sequestro de glóbulos vermelhos nos capilares profundos associados à diseritropoiese medular durante os primeiros dias e explica a baixa reticulocitose observada na malária. Auto-aglutinação de glóbulos vermelhos parasitados: os eritrócitos infectados aglutinam-se e formam microagregados que podem obstruir os capilares profundos. Rosetação: os eritrócitos parasitados envelhecidos apresentam protuberâncias nodosas que aderem uns aos outros e aos eritrócitos não parasitados, formando rosetas. A cito-adesão dos glóbulos vermelhos parasitados ao endotélio vascular ou às células trofoblásticas da placenta permite que o Plasmodium se desenvolva mais facilmente graças a um ambiente gasoso favorável (Haidaro et al., 1991). A automedicação, os atrasos mais longos na procura de cuidados e o tratamento inadequado da malária não complicada conduzem à malária grave. Ao contrário de Okoko, que dividiu os casos em 112 formas neurológicas e 101 formas anémicas (Okoko et al., 2016). No hospital, o tratamento específico de ataque antimalárico é à base de artesunato (98,5%). O artesunato é o tratamento de primeira linha para a malária grave, como demonstrado pelo nosso estudo e recomendado pela OMS e pelo programa nacional de controlo da malária. Isto explica-se pelo facto de o artesunato intravenoso (em comparação com o quinino intravenoso) ter reduzido significativamente a mortalidade na malária grave, sendo mais bem tolerado e mais fácil de utilizar. Em contrapartida, Mutombo et al. constataram que 90,5% dos casos de malária grave foram tratados com infusão ou combinação de sais de quinino (Mutombo, Kamona, et al., 2018). O nosso estudo mostrou uma duração média de hospitalização de 7 dias, ao contrário de Dembélé et al. que também encontraram uma duração média de hospitalização de 3 dias (Dembélé et al., 2020). A maior duração da hospitalização no nosso estudo, em comparação com outros, explica-se pelo facto de o nosso local de estudo ser um hospital de província que recebe casos complexos de malária grave. Registámos 72% de recuperação sem sequelas, o que é inferior ao estudo realizado por Dembelé et al. no MALI, que mostrou 82,9% de recuperação sem sequelas, e Mutombo et al. é ligeiramente inferior ao nosso estudo, com uma taxa de recuperação de 64,7% (Dembélé et al., 2020; Mutombo, Kamona, et al., 2018). A taxa de mortalidade por malária grave neste estudo foi de 28%. Estes resultados são inferiores aos de Mutombo et al. que foi de 35,3% com uma diferença de 7,3% (Mutombo, Kamona, et al., 2018). A elevada taxa de mortalidade é justificada pelos limites dos nossos recursos de reanimação e pelo atraso na consulta. Os atrasos na consulta são uma prerrogativa africana.

CONCLUSÃO

No final do nosso estudo, verificámos que existiam duas formas principais de gravidade da malária. Estas eram a anemia e a neuromalária. Os dados relativos à taxa de mortalidade por paludismo grave em menores de 5 anos apresentados neste estudo demonstram que o paludismo continua a ser um problema de saúde pública, apesar dos muitos esforços desenvolvidos, e evidenciam a dimensão do problema, bem como o seu carácter evitável, o que exige uma ação por parte de todos os intervenientes, no sentido de melhor adaptar as estratégias ao contexto local, a fim de evitar mortes evitáveis no presente e no futuro.

PERSPECTIVAS

Com vista a estudos futuros, os resultados deste trabalho defendem a :

a) Perspectivas operacionais

➢ Sensibilização, disponibilidade e utilização correta dos MILDA nos nossos agregados familiares

➢ Sensibilizar as mulheres para a necessidade de consultar uma unidade de saúde logo que surjam os primeiros sintomas de malária numa criança

➢ Cursos regulares de atualização para o pessoal de saúde sobre as normas e orientações relativas à luta contra a malária.

➢ Melhorar a qualidade e o acesso aos cuidados pré-natais, perinatais e pós-natais para garantir uma maternidade mais segura.

➢ Reforço das plataformas técnicas das unidades de saúde de referência.

➢ Tirar o máximo partido da informação sobre saúde nos nossos sistemas de saúde.

b) A perspetiva científica

➢ Realização de estudos aprofundados sobre os factores que explicam as mortes por malária grave no HPRK e na cidade de Matadi.

REFERÊNCIAS BIBLIOGRÁFICAS

1. ANOFEL. (2014). MALÁRIA.

2. Bobossi Serengbe, G., Ndoyo, J., Gaudeuille, A., Longo, J. D. D., Bezzo, M. E., Ouilibona, S. F., & Ayivi, B. (2004). Aspectos actuais da malária infantil grave em hospitais pediátricos da África Central. Médecine et Maladies Infectieuses, 34(2), 86- 91. https://doi.org/10.1016/j.medmal.2003.09.003

3. BOBOSSI-SERENGBE, G., NDOYO, J., MUKESHIMANA, T., FIOBOY, R., & AYIVI, B. (2006, abril). Le paludisme grave de l'enfant à l'hôpital préfectoral of Bouar (Central African Republic). https://www.santetropicale.com/sites_pays/resume_oa.asp?id_article=673&revue=man&rep=rca

4. Chandenier, J., & Danis, M. (2000). O tratamento do paludismo: Atualidade e perspectivas.

5. Dembélé, A., Cissé, M., Diakité, A., Maïga, B., Doumbia, A., Dembélé, M., Coulibaly, O., Togo, P., Sacko, K., Konaté, D., Diall, H., Ahamadou, I., Sylla, M., Dicko, F., Sidibé, L., Togo, B., Coulibaly, Y., Diakité, F., & Koné, Y. (2020). Estudo epidemio-clínico dos encaminhamentos de emergência pediátrica no C.H.U Gabriel Touré. MALI SANTE PUBLIQUE 2020, 10(2), 29- 33.

6. Gentilini, M. (1993). Medicina Tropical (5ª edição). Flammarion.

7. Haidaro, S. A., Doumbo, O., Traore, A. H., Koita, O., Dembele, M., Dolo, A., Pichard, E., & Diallo, A. N. (1991). (Resultados de um estudo sistemático de um ano). Médecine d'Afrique Noire.

8. KALOSSI, I. (2019). Incidência da malária numa coorte num contexto de quimioprevenção da malária sazonal (CPS) em Kalifabougou (Kati). UNIVERSITÉ DES SCIENCES, DES TECHNIQUES ET DES TECHNOLOGIES DE BAMAKO.

9. Karembe, C. (2013). Frequência e letalidade da malária grave e complicada

na ala pediátrica do hospital de Sikasso.

10. KOKO, J., DUFILLOT, D., ZIMA-EBEYARD, A. M., DUONG, T. H., GAHOUMA, D., & KOMBILA, M. (1999). Aspects Cliniques et Approche Epidemiologique Du Paludisme De L'Enfant a Libreville, Gabon. Medecine d'afrique, 46. https://www.academia.edu/76843763/Aspects_Cliniques_et_Approche_Epidemiological_of_Child_Malaria_in_Libreville_Gabon

11. Mabiala-Babela, J. (2000). Gestão da malária em crianças nos hospitais de Brazzaville.

12. Mouchet, J., & Camevale, P. (1991). Vectores e transmissão, em Paludisme.

13. Mutombo, A. M., Kamona, Y. M., Tshibanda, C. N., Mukuku, O., Ngwej, D. T., Wembonyama, S. O., Luboya, O. N., & Lutumba, P. (2018). Malária grave em crianças com menos de 5 anos de idade no Hospital Panda em Likasi, República Democrática do Congo. Revue de l'Infirmier Congolais, 2, 4- 10.

14. Mutombo, A. M., Mukuku, O., Tshibanda, K. N., Swana, E. K., Mukomena, E., Ngwej, D. T., Luboya, O. N., Kakoma, J.-B., Wembonyama, S. O., Van Geertruyden, J.-P., & Lutumba, P. (2018). Malária grave e factores de risco de morte entre crianças com menos de 5 anos no Hospital Jason Sendwe na República Democrática do Congo. Jornal Médico Pan-Africano, 29. https://doi.org/10.11604/pamj.2018.29.184.15235

15. Nanema, F. (2004). Estudo epidemiológico, clínico e biológico da malária infantil nas zonas rurais sahelianas do Burkina Faso.

16. Okoko, A. R., Angouma Oya, S. M., Moyen, E., Kambourou, J., Ekouya-Bowassa, G., Atanda, H. L., & Moyen, G. (2016). Malária grave em crianças no Centre Hospitalier et Universitaire de Brazzaville. Journal de Pédiatrie and de Puériculture, 29(6), 304- 309. https://doi.org/10.1016/j.jpp.2016.09.004

17. OMS. (2014, abril). Relatório de progresso da OMS sobre a resolução anual das Nações Unidas sobre a malária.

18. OMS. (2019). O Relatório Mundial sobre a Malária 2019 num ápice. https://www.who.int/fr/news-room/feature-stories/detail/world-malaria- report-2019

19. Pichard, E. (2002). Manual de doenças infecciosas de África (John Libbey eurotext).

20. PNLP. (2017). Relatório de actividades 2016. Ministério da Saúde Pública, 9.

21. RABENJARISON, F., VELOMORA, A., RAMAROLAHY, A. R. N., & RAVELOSON, N. E. (2018). Aspectos clínicos e terapêuticos da malária grave na Unidade de Cuidados Intensivos Médicos do Hospital Universitário Joseph Raseta de Befelatanana, Antananarivo. JOURNAL OF ANAESTHESIA RESUSCITATION, EMERGENCY MEDICINE AND TOXICOLOGY, 10(2), 7- 9.

22. República do Mali (2015). Relatório do inquérito sobre a verificação da utilização final dos produtos de controlo da malária no Mali, 21 de agosto a 17 de setembro de 2015. 33.

23. Rodhain, F., & Perez, C. (1985). Precis d'entomologie médicale et vétérinaire.

24. Sall, A. (2006). Incidência e tratamento do paludismo grave e complicado no serviço de pediatria do CHU Gabriel Touré. UNIVERSIDADE DAS CIÊNCIAS, DAS TÉCNICAS E DAS TECNOLOGIAS DE BAMAKO.

25. SANOGO, A. L. (2021). MORBILIDADE E MORTALIDADE DA MALÁRIA GRAVE EM CRIANÇAS DOS 6 AOS 59 MESES DE IDADE NO DEPARTAMENTO DE PEDIATRIA DO CSRÉF DE SIKASSO. UNIVERSITÉ DES SCIENCES, DES TECHNIQUES ET DES TECHNOLOGIES DE BAMAKO.

26. Sawadogo, A., Semde, A., Ouattara, S., Bonzi, Y., Lengani, H., Diallo, F., Dah, J., Kyelem, G., & Coulibaly, G. (2024, julho). Perfil clínico e de

desenvolvimento dos crónicos em hemodiálise de Bobo Dioulasso. https://www.santetropicale.com/sites_pays/resume_oa.asp?revue=man&id_article=3761&rep=burkina

27. SLIS. (2018, 27 de abril). ANUÁRIO ESTATÍSTICO DO SISTEMA 2018

SISTEMA LOCAL DE INFORMAÇÃO SANITÁRIA NO MALI. Ministério da Saúde e da Higiene Pública. http://www.sante.gov.ml/docs/AnnuaireSLIS2018VF du 27avril. pdf.

28. TRAORE, A. (2019). Estudo epidemiológico da malária em 2019 numa coorte de voluntários em Kalifabougo. UNIVERSITÉ DES SCIENCES, DES TECHNIQUES ET DES TECHNOLOGIES DE BAMAKO.

29. TRAORE, M. (2007). Avaliação da morbilidade e da mortalidade do paludismo grave no serviço de pediatria do CHU Gabriel Touré.

30. Warrell, D. A. (1990). Malária grave e complicada (2nd Ed. Trans R Soc Trop Med And hyg, p. 84).

31. WERY, M. (1995). PROTOZOOLOGIA MÉDICA (UNIVERSIDADE DE BOECK). Agência francófona para o ensino e a investigação.

32. WUMBA di Mosi NKOYI, R. (2017). NOTAS DE CURSO DE PARASITOLOGIA.

33. Koko J, Dufillot D, Zima-Ebeyard AM, Duong TH, Gahouma D, Kombila M. Aspectos clínicos e abordagem epidemiológica da malária infantil em Libreville, Gabão. Med Afr Noire 1999; 46 (1): 10-14.(12)

34. Mutombo MA, Mukuku O, Kabuya MS, Lubala T, Bugeme M, Ilunga PM, Mubinda KP, Mutombo KA, Luboya NO. Malária grave e desnutrição grave em crianças dos 6 aos 59 meses de idade. Rev. Méd. Gd. Lacs 2013; 2 (3): 416-424.

35. Savadogo M, Boushab MB, Kyélem N. Gestão da malária grave em crianças com menos de cinco anos de idade em unidades de saúde periféricas no Burkina Faso. Méd Afr Noire 2014; 61 (3): 164-168.

36. Asse KV, Brouh Y, Plo KJ. Paludismo grave em crianças no hospital

universitário de Bouaké (CHU) na República da Costa do Marfim. Archives de pédiatrie 2003; 10 (1): 62.

37. Imbert P, Gendrel D. Treatment of malaria in children: severe malaria. Med Trop 2002; 62: 657-664.

38. Mulumba MP, Muhindo MH, Motuta AC, Zanga MM, Akele C. Um olhar sobre o tratamento da anemia malárica grave num hospital pediátrico em Kinshasa. Ann Afr Med 2008; 2 (1): 15-23.

39. Idro R, Jenkins NE, Newton CR. Patogénese, caraterísticas clínicas e resultados neurológicos da malária cerebral. Lancet Neurol 2005;4(12):827-40. DOI : 10.1016/S1474-4422(05)70247-7.

40. Gay F, Zougbédé S, N'Dilimabaka N, Rebollo A, Mazier D, Moreno A. Malária cerebral: o que se sabe e o que está em investigação. Rev Neurol 2012 ;168(3) :239-56. DOI(Dembélé et al., 2020).

41. Rasti N, Wahlgren M, Chen Q. Molecular aspects of malaria pathogenesis (Aspectos moleculares da patogénese da malária). FEMS Immunol Med Microbiol 2004 ;41(1) :9-26. DOI : 10.1016/j.femsim.2004.01.010.

42. Argy N, Houzé S. Malária grave: da fisiopatologia às novas terapêuticas. Journal des Anti-infectieux 2014;16:13-17.

ÍNDICE DE CONTEÚDOS

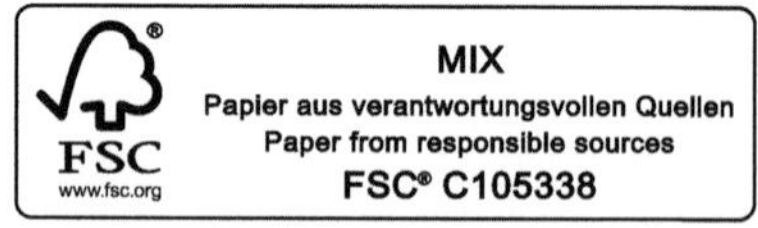

Printed by Books on Demand GmbH, Norderstedt / Germany